DES

MOYENS HOMŒOPATHIQUES

DE

GUÉRIR LA RAGE

ET DE LA PRÉVENIR;

Par M. le comte S. Des Guidi,

Chevalier de l'ordre royal de la Légion d'Honneur ,
docteur en médecine et ès-sciences ,
inspecteur honoraire et officier de l'Université de France ,
ancien professeur de mathématiques à l'école centrale de l'Ardèche ,
membre du Conseil académique de Lyon , de l'Académie royale des sciences et belles-lettres
de Naples , de celle de Turin , de l'Académie pontanienne des Deux-Siciles ,
de la Société homœopathique de Leipzig , etc. , etc. , etc.

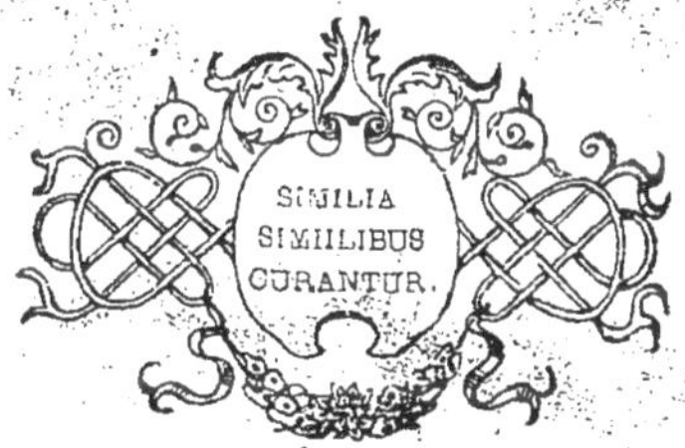

PARIS,

CHEZ BAILLIÈRE, LIBRAIRE,

Rue de l'Ecole-de-Médecine.

—

1842.

DES MOYENS HOMŒOPATHIQUES

DE

GUÉRIR LA RAGE

ET DE LA PRÉVENIR.

LYON

IMPRIMERIE TYPOGRAPHIQUE ET LITHOGRAPHIQUE
DE LOUIS PERRIN,
Rue d'Amboise, 6, quartier des Célestins.

DES

MOYENS HOMOEOPATHIQUES

DE

GUÉRIR LA RAGE

ET DE LA PRÉVENIR;

Par M. le comte S. Des Guidi,

Chevalier de l'ordre royal de la Légion d'Honneur ,
docteur en médecine et ès sciences ,
inspecteur honoraire et officier de l'Université de France ,
ancien professeur de mathématiques à l'école centrale de l'Ardèche ,
membre du Conseil académique de Lyon , de l'Académie royale des sciences et belles-lettres
de Naples , de celle de Turin , de l'Académie pontanienne des Deux-Siciles ,
de la Société homœopathique de Leipzig , etc. , etc. , etc.

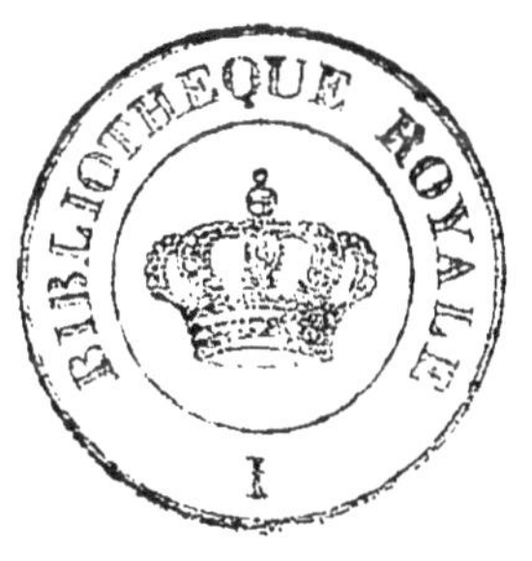

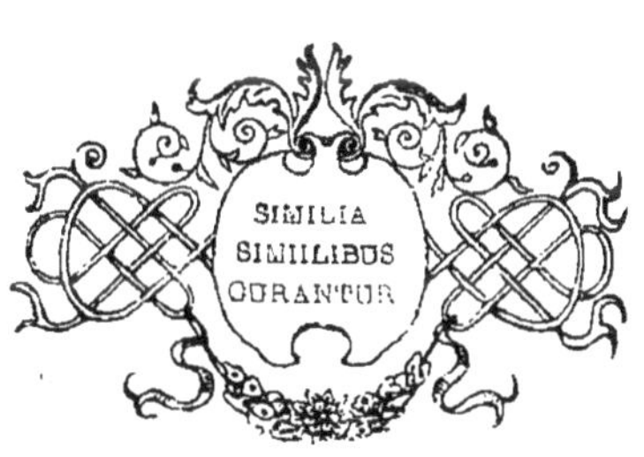

PARIS,

CHEZ BAILLIÈRE, LIBRAIRE,

Rue de l'Ecole-de-Médecine.

1842.

PRÉFACE.

Nous croyons devoir mettre sous les yeux et à la portée de tous un moyen facile et souvent heureux de prévenir et de guérir la RAGE, ce mal effroyable dont on a de tout temps et partout désespéré de se rendre maître.

C'est donc un ouvrage de médecine populaire que nous publions, et c'est ce que nous avons à faire de mieux pour la science et pour l'humanité; car le public nous comprendra certainement, comme il l'a fait jusqu'à ce jour, aucune mauvaise passion ne l'empêchant de nous comprendre.

Plusieurs médicaments, dont l'homœopathie a constaté les effets sur l'homme sain, peuvent combattre la rage; mais cette maladie étant, comme toutes les autres, susceptible de variétés, c'est à distinguer ces variétés qu'il faut s'attacher avec beaucoup d'attention si l'on veut choisir heureusement le remède exigé par chacun des cas qui peuvent se présenter.

La belladone, la jusquiame, les cantharides, le stramonium, la sabadille et le lachésis, sont loin sans doute d'être les seuls remèdes que l'homœopathie ait à employer contre la rage; mais ces médicaments, les quatre premiers surtout, répondent le mieux à ses différentes formes, et peuvent, dans la généralité des cas, suffire à la traiter : c'est donc à eux que nous devons d'abord avoir recours.

Nous donnerons pour chacune de ces substances un résumé des symptômes qui correspondent le mieux aux symptômes de l'hydrophobie. C'est de la comparaison attentive des premiers avec l'état du malade à traiter, que résultera le choix des remèdes dans toutes circonstances.

Ces courtes et simples instructions pourront rendre de grands services, et il est d'autant plus urgent de les vulgariser qu'on les demanderait vainement, dans la nécessité, à beaucoup de médecins de l'ancienne école ; la plupart de ces Messieurs se faisant une gloire étrange et presque une obligation de ne rien savoir, de ne rien apprendre au sujet de l'homœopathie.

Plusieurs en donnent une preuve autour de nous , dans ce moment même , lorsqu'on leur entend dire avec humeur : « On peut « consentir à essayer à l'Hôtel-Dieu, contre « la rage, la sabadille d'abord, et en tout « désespoir de cause l'homœopathie elle- « même. » C'est comme si l'on disait : On emploiera d'abord le jalap ou le séné, et en désespoir de cause on hasardera des purgatifs.

La sabadille est un des médicaments ho- mœopathiques de la rage : rien n'empêche sans doute qu'elle ne soit dans la matière médicale de nos adversaires comme dans la nôtre, et qu'ils ne l'essaient par tâtonnement comme toute autre chose ; mais nous savons, nous, et eux ne peuvent pas savoir, par quels signes on a pu s'assurer que la sabadille doit convenir à quelques variétés de l'hydrophobie, quels sont les cas précis auxquels ce remède convient, et à quelle dose il doit être administré.

Parmi les médecins qui montrent une aversion si peu motivée pour tout ce qu'ils pourraient apprendre dans nos auteurs, nous devons distinguer un honorable professeur de clinique de Lyon, qui vient de prendre la peine d'expliquer encore une fois dans les journaux, et par des raisons spécieuses sans doute à ses yeux, son éloignement pour les travaux de notre école, depuis douze ans que la question s'est décidée pour lui sans appel et sans retour; et il prend cette peine avec un style dont la convenance nous fait un devoir de lui répondre.

Le professeur Pointe déclare que, s'il ne croit point à l'homœopathie, sa croyance est parfaitement fondée, non sur ses propres méditations, ses recherches et ses expériences personnelles, mais mieux que tout cela, sur la nullité complète des épreuves homœopathiques tentées à l'Hôtel-Dieu de Lyon, par feu notre estimable ami le docteur Gueyrard.

Il faut avouer que par des preuves négatives, en thérapeutique surtout, c'est aller un peu vite et un peu loin, fussent-elles tirées de la clinique de Stapf, de Herring ou de Samuel Hahnemann lui-même : on va voir pourtant qu'il s'agit d'un homœopathe un peu moins fort.

Ces tentatives ont eu lieu en effet, mais nous n'avons rien à dire de leur résultat précis, ni des circonstances qui ont pu leur nuire ou les favoriser : tout cela demeure à jamais hors de cause, attendu que Gueyrard est mort et que les témoins survivants sont tous nos adversaires déclarés. Au reste, le docteur P., qui, dans sa lettre du 30 août 1842, accorde près d'un mois aux expériences, ne leur avait donné que dix-sept jours dans celle du 30 octobre 1833.

Il n'exigera probablement pas que cette double version lui donne un double avantage contre Gueyrard, quand celui-ci dit tout simplement : « Une dizaine de malades pri« rent pendant trois jours quelques doses « homœopathiques, et le quatrième je fus

« contraint d'abandonner ce simulacre d'ex-
« périences. » Mais encore une fois ces
fautes ne peuvent être exactement connues,
et nous les laissons dans leur obscurité.

Quant à l'autorité de ces expériences,
c'est autre chose; nous les apprécierons avec
certitude, l'honorable professeur de clinique
ayant bien voulu nous en faciliter les moyens.

Le docteur Gueyrard avait, pour son âge,
une très belle position à Lyon dans le
public, et il y était généralement aimé
même de ses confrères; avec beaucoup d'esprit et une solide instruction, c'était le
meilleur, le plus inoffensif et le moins
défiant des hommes.

Après avoir acquis en peu de jours
quelques notions premières de l'homœopathie dans notre clinique, dans Bigel, et dans
ses propres expériences, Gueyrard se hâta
d'aller en Allemagne pour y juger de plus
près l'état des choses.

Pleinement convaincu de la réalité et de
la portée du nouvel art dans cette course où
il vit s'opérer quelques éclatantes guérisons,

et où il put converser avec plusieurs homœopathes d'un grand savoir, il revint sans
délai à Lyon, pensant n'avoir qu'à dire ce
qu'il avait vu, pour engager tous les médecins à examiner sérieusement nos doctrines
et à s'associer à ses nouvelles études : sans
donc prétendre démontrer par expérience
un art qu'il ne possédait point, il ne demanda pas mieux dans sa simplesse que de
tenter à cet égard des épreuves, comme
celles que les médecins font tous les jours,
et dans lesquelles ils échouent souvent bien
des fois avant de réussir. Il crut pouvoir faire
des études homœopathiques au milieu et à
l'aide de ses amis les médecins de l'Hôtel-
Dieu, où il avait lui-même un service comme
suppléant de son père. Qu'il fît ses réserves
ou que plus probablement il n'y songeât pas
le moins du monde, toujours est-il de la
dernière évidence que les insuccès devaient
lui revenir, tandis que les moindres avantages
lui seraient contestés.

S'il n'eut absolument aucun succès, ce qui
est bien douteux, cela prouverait seulement

qu'on ne s'improvise point homœopathe. Hahnemann a dit : « L'homœopathie ne peut être responsable des fautes que commet l'ignorance de ceux qui la pratiquent. »

Notre jeune confrère, promptement désabusé de la confiance qui l'avait jeté avec son mince bagage au milieu de ses BONS AMIS de l'Hôtel-Dieu, ne songea plus à étudier l'homœopathie que pour l'exercer en ville et ne la propager que par des guérisons : double but vers lequel il marcha vite, par une pratique étendue et par un travail assidu.

Mais ayant apporté un jour à la Société de médecine dont il était membre, des lettres d'Allemagne sur le traitement du choléra ; ces lettres de praticiens vénérés, comme les Veith, les Stapf, les Haubold, furent, malgré toutes les garanties qu'il offrait de se procurer à cet égard et s'engageait à fournir, repoussées comme non authentiques et de nulle valeur, par des exclamations si orageuses, qu'il comprit cette fois et pour toujours combien Pascal avait raison de dire : *On ne croit guère que ce que l'on veut croire.*

Il imprima les documents contenus dans ces lettres, et déposa celles-ci chez un libraire, avec invitation au public de les soumettre à l'examen d'une critique sévère : personne ne se présenta seulement pour les voir, et pourtant il s'agissait du choléra et des moyens de le dompter ! ! !

Dès-lors, et surtout par suite de ces dégoûts, que seul il avait eu la simplicité de ne pas prévoir, il se décida à habiter Paris, où, par des travaux qui achevèrent de ruiner sa santé, il devint réellement un homœopathe estimé et recherché. Sa belle et nombreuse clientèle en a fait foi.

Or voilà que, deux ans après les essais de l'Hôtel-Dieu, M. P. annonce dans les journaux (lettre du 16 octobre 1833, *Courrier de Lyon*), nous ne savons plus à quelle occasion : que, s'il rejette l'homœopathie, c'est en pleine connaissance de cause, et pour avoir constaté dans une de ses salles à l'Hôtel-Dieu le néant de cette doctrine pendant dix-sept jours d'épreuves tentées par un homœopathe de renom. (Tel était en effet Gueyrard au moment où l'on tenait ce langage, c'est-à-dire deux ans après sa juvénile et noble imprudence de l'Hôtel-Dieu.)

L'homœopathie ainsi pourfendue, tout réussissait au vainqueur, — n'eût été sa velléité malencontreuse de s'escrimer encore, après ce beau fait d'armes, contre le pauvre homœopathe désarçonné.—Je ferais volontiers comme vous le voyage de Leipzig, dit en substance le docteur P. au docteur G., « si « j'étais de force à pouvoir comme vous, « dans une course aussi rapide que la vôtre, « visiter l'Allemagne et en acquérir le lan- « gage, apprendre l'homœopathie et étudier « le choléra. » (30 octobre 1833; voir le *Courrier de Lyon* (1).

L'épigramme est assez bien tournée, seulement elle rappelle un peu cette apostille fameuse : — *J'ai oublié de vous mander hier que la jambe si complètement brisée et si parfaitement ré-*

(1) On peut aisément sans doute, pendant un changement de relais , apprendre tout ce que l'allopathie a d'utile dans ses millions de volumes sur le choléra ; mais l'étude de l'allemand et surtout l'étude de l'homœopathie ne se font pas si lestement.

tablie en moins d'une heure , était une jambe de bois.

Eh ! Monsieur, que ne nous disiez-vous donc tout d'une pièce et sans apostille : *Si nous avons irrévocablement condamné l'homœopathie, c'est pour l'avoir jugée parfaitement dans les œuvres d'un médecin qui ne la connaissait alors pas mieux que nous?* Cela eût été très court, très clair et surtout très vrai pour qui sait tirer une conclusion.

A Lyon, où l'on voyait les choses de près et où l'on apprenait chaque jour à mieux connaître et les hommes et les doctrines, ces lettres furent inaperçues et nul ne prit la peine d'en relever la contradiction flagrante. L'allopathie continua donc alors à y perdre du terrain et l'homœopathie à en gagner, comme elles n'ont cessé de le faire jusqu'au moment actuel; bien qu'annuellement il y ait eu quelques discours d'apparat, où l'on ne manque pas de proclamer notre école comme définitivement ensevelie avec l'année qui s'éteint, sauf à faire douze mois après les frais d'un nouvel enterrement.

Mais, dans les départements éloignés, les

choses allèrent un peu mieux pour nos adversaires. Les allopathes, n'ayant nul souci d'offenser Gueyrard dont la clientèle n'avait jamais entamé la leur, mais tourmentés de l'invincible besoin de trouver en défaut nos doctrines, acceptèrent avec empressement *le Gueyrard, homœopathe de renom* de la première lettre, et se gardèrent bien de faire attention *au Gueyrard néophyte à peine ébauché* de la seconde.

Cette première lettre eut donc un prodigieux succès parmi eux. Jamais Aristote, jamais Hippocrate n'ont obtenu autant de confiance que cette déclaration, souvent reproduite dans les journaux (1).

Nous n'avons point à nous en plaindre,

____

(1) Les assertions erronées contenues dans cette lettre furent dans le temps communiquées à l'Académie royale de médecine : elles sont restées, a dit le Dr P., dans le « DOMAINE DE LA SCIENCE, et ont été citées par la plupart des médecins qui, depuis lors, ont écrit sur cette question. » *Lettre du docteur Pointe au Courrier de Lyon*, 50 août 1842.

Voilà donc une millième preuve de l'importance réservée à toutes les assertions qui nous accusent, et de la critique judicieuse et sévère à laquelle on les soumet ! Beau domaine de la science, en vérité, et digne aréopage !

car nous devons à cette grande joie des allopathes plusieurs bonnes apologies de notre école, apologies qui nous ont valu plus de prosélytes que les assertions du docteur P. n'ont fait faire de plaisanteries ridicules à nos détracteurs (1).

Il nous importe donc fort peu que fondé à sa guise dans ses propres doctrines sur l'homœopathie, et si bien fondé, comme on le voit, un professeur de plus ou de moins ait consciencieusement, et pour le plus grand bien des hommes, fermé les yeux sur l'immense développement de notre école pendant douze années : c'est-à-dire dès le jour où il n'y avait pas six homœopathes en France, jusqu'à l'heure actuelle où ils sont nombreux dans des centaines de communes ; dès le jour où nos livres classiques étaient très rares parmi nous, jusqu'à l'heure actuelle

(1) Voyez surtout l'excellent ouvrage du docteur Chargé, aujourd'hui vice-président de la Société de médecine de Marseille, *Etudes médicales*, ou Mémoire en réponse aux accusations portées contre la doctrine médicale homœopathique, par A. Chargé, médecin-adjoint de l'Hôtel-Dieu, etc. — Paris, Baillière ; Marseille, Sénès.

où tant de publications ont répondu dans notre langue à toutes les critiques de nos doctrines, et en ont facilité de toute manière le sérieux examen; dès le jour enfin où l'archiâtre de Vienne poursuivait de sa colère les homœopathes de l'Empire, jusqu'à l'heure actuelle où, après une enquête de quarante années sur tous les points du territoire de la prudente et méticuleuse Autriche, il vient de confier dans sa capitale et ailleurs plusieurs hôpitaux à l'homœopathie.

Etranger ou supérieur à de telles misères, qu'un professeur de clinique reste donc inébranlable dans ses opinions au sujet de notre école, on peut s'en consoler; mais qu'il ait l'héroïsme de reproduire éternellement sa vieille et déplorable argumentation, voilà vraiment ce qui nous afflige pour l'honneur du corps médical entier, et nous fait désirer bien sincèrement que l'on cesse une bonne fois pour toutes de le remettre en scène, aux frais de cette logique étrange.

Qu'on nous pardonne la longueur de cette digression : l'importance du travail actuel l'exigeait de nous, et elle nous a semblé nécessaire parce qu'elle se lie à la mémoire d'un estimable confrère et d'un ami. Nous avons longtemps dédaigné cette agression comme tant d'autres de la même force, mais il était difficile de se taire en voyant *ces expériences* ou plutôt ces *inexpériences* de l'Hôtel-Dieu se reproduire encore une fois au bout de douze ans avec une si incurable opiniâtreté.

Et ne fallait-il pas finalement les réduire à leur juste valeur ? C'est ce que nous venons de faire en laissant au public, qu'on n'a pas l'air de voir, mais qui voit tout, le soin de juger ceux qui nous jugent, sur de pareilles assertions. Nous déclarons au reste qu'ayant beaucoup mieux à faire, nous ne répondrons plus à de pareils débats ; le triomphe de l'homœopathie n'ayant nul besoin de polémique, et nulle polémique ne pouvant éclairer des adversaires bien décidés à juger notre thérapeutique là où elle n'est pas, et à ne point la voir partout où elle se manifeste autour d'eux comme loin d'eux.

Il ne faut pas s'étonner si à la fin de cet

opuscule nous consacrons quelques pages à l'épilepsie : cette affection, presque aussi désespérante pour la médecine rationnelle que l'hydrophobie, est un des plus beaux triomphes de Hahnemann. Grâce à l'art admirable de ce grand homme, nous avons eu nous-même la satisfaction de guérir un bon nombre d'épileptiques. Mais cela ne prouve rien pour ceux qui répondent par une éternelle dénégation aux faits les plus évidents. Nous sommes donc heureux de pouvoir en produire quelques-uns qui, remarquables en eux-mêmes, se trouvent avoir le rare avantage d'être établis sur des titres *authentiques*, et contre lesquels doivent échouer toutes les préventions et les dénégations.

DES MOYENS

DE

GUÉRIR HOMŒOPATHIQUEMENT

LA RAGE,

ET DE LA PRÉVENIR.

> Ce n'est pas seulement la cause de quelques parti-
> culiers que je plaide : il s'agit du bonheur du genre
> humain.
>
> M. J. E. GILIBERT (*de l'Anarchie en Médecine*).

> Lorsqu'il s'agit d'un art qui peut sauver la vie,
> négliger d'apprendre est un crime.
>
> HAHNEMANN.

A peine, il y a douze ans, prononçait-on à Lyon les premiers mots d'homœopathie, que le choléra asiatique venait épouvanter l'Europe. Ayant récemment quitté la clinique homœopathique de l'hôpital de la Trinité, à Naples, sous la direction du docteur Romani ; et par conséquent, peu expérimenté alors dans la médecine que je venais introduire en France, je m'empressai de m'adresser au

1

fondateur de notre doctrine, qui était encore en Allemagne, pour qu'il voulût bien me dire ce que l'homœopathie pouvait faire contre une si cruelle maladie. Il m'envoya une instruction que je fis imprimer de suite et que j'adressai aux ministres, aux administrateurs des départements et des principales villes, et que je fis répandre avec profusion dans toute la France. Mes démarches et mes vœux n'eurent cette fois que peu de succès.

Aussitôt que j'appris les nombreuses guérisons de choléra obtenues par l'homœopathie dans les pays du Nord, je fis imprimer une nouvelle instruction plus détaillée, avec les tableaux comparatifs et les rapports des guérisons opérées par les médecins dans les hôpitaux des différentes villes, et celles faites par les laïques mêmes, dans toute l'Allemagne, en Pologne, en Russie et ailleurs; espérant que ces exemples procureraient à mon nouveau travail un heureux accueil. Le nombre de ces instructions distribuées fut au moins aussi grand que celui des premières, mais elles n'eurent pas encore autant de succès que je le désirais, dans l'intérêt de la science·

Le choléra ravageait Paris lorsque je me décidai à publier ma *Lettre aux médecins français sur l'homœopathie*, pour leur donner un aperçu de cette nouvelle science, et pour les décider enfin à adopter la manière de traiter les maladies *tutè, citò et jucundè*, au moins pour le cas urgent dans lequel se trouvait alors la France; je fis suivre cet opuscule de la *Pathogénésie du camphre*, pour rendre plus intelligible l'exposition de la doctrine et pour faciliter le traitement du choléra. Ce petit ouvrage fit en France beaucoup de prosélytes à l'homœopathie, ainsi que dans les autres contrées de l'Europe où elle n'était pas encore connue, et même en Amérique; il fut traduit dans presque toutes les langues par des hommes très remarquables et très illustres, mais il fut peu connu à Lyon : car l'exemplaire que j'eus l'honneur d'adresser à cette époque à la Société de médecine de notre ville me fut rendu non-seulement sans être ouvert, mais encore taché d'encre et froissé, le 17 juillet 1832.

Quelques guérisons de choléra eurent lieu à Marseille par l'homœopathie peu de temps après, mais on ne voulut point reconnaître quels avaient été les moyens employés pour ces guérisons, et une fatalité inévitable priva l'humanité encore cette fois des bienfaits de la nouvelle science : ce sont néanmoins les invasions répétées du choléra à Marseille, qui y ont fait adopter et propager l'homœopathie; des médecins très distingués l'y professent depuis lors avec beaucoup de succès.

La grippe vint quelque temps après affliger la France par une attaque presque aussi générale, très incommode et souvent dangereuse; je me hâtai de faire répandre à profusion une petite instruction populaire, pour se guérir soi-même promptement et sans danger de cette maladie; j'indiquai les remèdes les plus efficaces pour les différents cas : j'eus le bonheur d'en faire l'expérience dans ma nombreuse pratique, et tous mes malades furent guéris. Ce nouvel effort, tenté dans les meilleures intentions, eut encore quelques heureux résultats, mais ne fut pas assez puissant pour convaincre la Faculté et la décider à adopter le nouveau système. Un génie malfaisant travaillait encore cette fois à retarder les bienfaits de la nouvelle science.

Enfin l'hydrophobie, venant presque toutes les années effrayer Lyon où l'homœopathie n'était plus un problème, je crus devoir réclamer, il y a six ans, auprès des autorités de notre ville la faculté d'opposer à cette maladie terrible la méthode et les moyens de l'homœopathie.

Voici ma lettre à l'Administration :

« Lyon, 15 septembre 1856.

« L'hydrophobie vient toutes les années jeter
« l'épouvante et la mort dans quelques familles :
« les soins les plus empressés ne parviennent
« jamais à éviter la fin triste et terrible de ceux qui
« en sont atteints. La médecine est-elle donc im-
« puissante, et la Providence aurait-elle laissé l'hu-
« manité désarmée en face d'un si grand danger ?
« Cette dernière pensée ne saurait être admise ; il
« est plus naturel de croire que la médecine reste
« engagée dans une fausse voie, en continuant à
« prescrire contre l'hydrophobie un traitement
« et des remèdes qui malheureusement jusqu'à ce
« jour n'ont obtenu aucun succès.

« Persuadés comme nous le sommes que la mé-
« thode homœopathique obtiendrait dans cette
« dangereuse maladie des résultats aussi heureux
« que ceux constatés dans les cas analogues, nous
« croyons de notre devoir d'offrir nos soins et nos
« services gratuitement, ainsi que les remèdes né-
« cessaires à toutes les personnes qui auraient le mal-
« heur d'être atteintes de cette dangereuse maladie.

« Si l'Administration des hôpitaux jugeait con-
« venable de confier à nos soins les hydrophobes
« qu'elle reçoit, nous nous ferions un plaisir de
« les traiter dans une salle qu'elle aurait consa-
« crée à cet effet, et de faire connaître à tous ceux
« qui le désireraient les moyens que nous em-
« ployons.

« Maintenant que l'homœopathie a pris le rang
« qui lui convient, que les nombreuses guérisons
« qu'elle a obtenues ont pu convertir à cette doc-
« trine nouvelle un grand nombre de ses détracteurs,
« n'y aurait-il pas quelque convenance à essayer
« ses prescriptions au moins pour une maladie
« contre laquelle l'allopathie se reconnaît de la plus
« entière impuissance ?

« L'intérêt de l'humanité nous commandait, (M.
« le Préfet et M. le Maire), de vous faire cette com-
« munication; nous la soumettons à votre philan-
« thropie.

« Nous vous prions d'agréer, etc. »

Les autorités de la ville appuyèrent ma demande, auprès de l'Administration des hospices, et voici la réponse que je reçus.

« Lyon, 22 septembre 1836.

« Monsieur,

« Nous avons reçu la lettre que vous avez bien « voulu nous adresser le 13 septembre courant, « par laquelle vous nous offrez de traiter gratuite- « ment, d'après la méthode homœopathique, les « malades atteints d'hydrophobie qui se trouve- « raient dans les rangs de l'Hôtel-Dieu.

« Nous apprécions, Monsieur, les sentiments qui « vous portent à faire une telle offre, évidemment « dictée par un ardent amour de la science médi- « cale et un vif désir d'en rendre les progrès de « plus en plus utiles à l'humanité souffrante.

« Il n'existe point en ce moment d'hydrophobes « dans les infirmeries de l'Hôtel-Dieu, et il est très « rare qu'il en soit reçu; si quelque malade de ce « genre y était admis par la suite, le Conseil général « d'administration ne manquerait pas d'en être « informé, et il délibérerait aussitôt sur la propo- « sition renfermée dans votre lettre précitée. « J'aurai l'honneur de vous faire part de ce qu'il « aurait décidé.

« Agréez, Monsieur, etc.

« *Signé : pour le Président absent,*

« MONTERRAD. »

Le dernier article de cette lettre, toute obligeante qu'elle fût, devait me faire comprendre assez qu'elle serait le seul résultat de ma demarche : j'espérais toujours cependant que la voix de l'humanité finirait par triompher des répugnances de je ne sais quels sentiments, et que mes vœux pourraient être une fois accomplis. Je croyais qu'enfin cette démarche n'aurait pas été aussi vaine que les autres; six ans néanmoins se sont écoulés sans que j'aie été appelé pour essayer le traitement homœopathique dans un seul cas d'hydrophobie, même dans ces derniers temps où ce mal a jeté partout l'épouvante, et où les procédés médicaux en usage se sont montrés toujours les mêmes dans leur impuissance désolante.

Cependant, vers la fin de mai dernier, apprenant qu'on entendait au loin les cris d'un malheureux hydrophobe de l'Hôtel-Dieu, j'y courus muni de remèdes : on m'y accueillit avec obligeance, mais j'eus la douleur de ne plus trouver qu'un cadavre inondé de son sang et gorgé de morphine. Une enfant de douze ans, fille de cet infortuné, mordue par le même chien, avait quelques jours avant lui payé le même tribut à la médecine en honneur, ou plutôt à un sentiment que je ne puis comprendre et qu'il est bien triste d'avoir à signaler.

Encore déçu dans mon espérance de faire une fois l'essai par moi-même d'une médecine dont les bases s'élargissent tous les jours, et dont les guérisons éclatantes, faites chez des personnes du plus haut rang de la société, viennent sans cesse accabler ses détracteurs, je courus à l'instant chez les autorités supérieures de la ville et du département, pour leur faire connaître combien leur bonne volonté et mes désirs étaient loin de s'accomplir : je n'eus le bonheur de rencontrer ni M. le Préfet, ni M. le Maire. Ce fut alors que je pris le parti de publier ce faible travail : obtiendra-t-il le succès que je désire ?

Je n'ai encore guéri aucun cas d'hydrophobie, n'ayant pu en traiter aucun ; mais de beaux et nombreux succès contre tant de maladies dont on désespérait autrefois, m'ont donné une confiance sans bornes pour la doctrine que notre ville a accueillie la première et d'où elle a répandu la lumière dans le reste de la France. Ce n'est pas avec moins d'orgueil que de satisfaction que nous la voyons prospérer aujourd'hui dans toutes les parties du monde ; elle retentit dans nos écoles, et, comme toutes les vérités, elle commence déjà à être reconnue. Je n'ai point guéri, dis-je, la rage, mais d'autres que moi l'ont fait, en Amérique, en Allemagne et en France même, par les remèdes dont je vais donner en abrégé les symptômes qui serviront de guides dans le choix qu'on devra en faire selon les différentes circonstances.

La publication de ce petit travail était d'autant plus nécessaire, que j'ai trouvé peu d'accès chez les journalistes pour faire connaître au public mes désirs et mes intentions ; ceux-là même qui font parade de philanthropie, et s'entourent d'un libéralisme de commande, ont été les plus sourds à mes instances. Voici pourtant l'article que le journal le *Rhône*, seul, faisant acte d'indépendance, a osé publier le 12 mai 1842 :

« M. Des Guidi, médecin homœopathe, avait
« offert au Conseil général des Hospices de traiter
« gratuitement, par les moyens qui sont propres à
« la médecine qu'il exerce, les malades atteints
« d'hydrophobie qui se trouveraient dans les rangs
« de l'Hôtel-Dieu : il en avait reçu une réponse
« obligeante et polie, dans laquelle on rendait
« hommage au sentiment qui avait dicté ses offres ;
« mais comme il n'y avait pas d'hydrophobes à cette
« époque dans les infirmeries des hôpitaux, on se
« borna à remercier M. Des Guidi de son zèle à
« secourir l'humanité souffrante.

« M. Des Guidi nous prie d'annoncer que les
« malheureux qui seraient atteints d'hydrophobie
« pourraient se présenter chez lui, et qu'il leur don-
« nerait gratuitement tous les soins que leur posi-
« tion exigera. »

J'ai donc pris le parti de mettre au jour les moyens de guérir facilement, radicalement et sans danger l'hydrophobie et même de la prévenir, en faisant connaître les substances dont il faut se servir, et qui, bien administrées par le médecin consciencieux et sans préjugés, et même par les laïques instruits et zélés, produisent l'effet prodigieux qu'on en attend. La prochaine réunion du Congrès scientifique à Strasbourg achève de me décider, sans autre délai, à cette petite publication, par l'espoir de la soumettre à cette savante assemblée. Le Congrès de Strasbourg s'annonce sous les plus nobles auspices : la sixième question médicale de son programme est la question fondamentale de l'homœopathie. Honneur à ceux qui ont eu le courage d'en proposer l'examen !

Celui qui connaîtra le mieux la matière médicale pure de Hahnemann, et spécialement la pathogénésie de la belladone, de la jusquiame, du dactura stramonium et des cantharides, sera celui qui appliquera le mieux ces remèdes dans les différents cas particuliers que lui offrira l'hydrophobie. Une telle étude serait longue et difficile ; mais j'ai cru en diminuer beaucoup les fatigues, pour les gens du monde surtout, en leur offrant ici un résumé des symptômes de ces médicaments, dans leurs rapports avec les symptômes de la rage. J'ose même donner l'espérance que si, sous les premières doses du remède qu'on aura cru le plus opportun, les symptômes ne cessent point ou ne paraissent pas se modifier assez tôt, on aura du moins toujours le temps d'en attendre les effets, et de bien examiner encore les symptômes de la maladie, pour les comparer à ceux des autres substances, afin de pourvoir à un meilleur choix. En agissant ainsi, la Providence mettra sous la main de son ministre le remède qui convient au mal, je l'espère, comme elle l'a promis.

Les symptômes de la rage sont, en général, l'hor-

reur des liquides , l'impossibilité d'avaler , le désir de
mordre ; mais ils ne suffisent point pour décider le
choix du remède spécial. Une maladie du pharynx ,
par exemple, peut donner quelques-uns de ces symptômes ; une autre maladie extrêmement douloureuse
en donnerait d'autres. La morsure du chien seulement paraît combiner les uns et les autres. L'envie
de mordre n'est pas un symptôme constant dans
cette maladie.

Comme pour le choléra, nous proposions d'après
l'expérience de nos confrères d'Allemagne , et surtout d'áprès leurs instructions , quelques moyens
de prévenir ce fléau et de s'en garantir. De même, je
crois devoir indiquer quels seraient les moyens à
employer avant l'explosion de la rage, pour s'en pré-
server.

1° — Il convient, tous les jours , tous les deux
jours ou tous les trois jours , de s'administrer une
goutte de teinture de cantharides , quinzième dilution, sur un morceau de sucre : ce n'est pas le seul
remède prophylactique dont on puisse faire usage ;
car une dose de belladone, donnée tous les trois ou
quatre jours à celui que l'on croit menacé d'hydrophobie, est également salutaire. C'est Hahnemann
lui-même qui donne ce conseil, et qui le juge toujours avantageux, même à de plus longs intervalles ;
l'alternation de ces deux moyens n'est peut-être pas
à dédaigner.

2° — Laver la place avec l'eau tiède simplement,
deux, trois ou quatre fois dans les vingt-quatre heures,

et la couvrir avec de la charpie sèche. On pourra
juger que le danger est passé dès que la cicatrice sera
faite et que la peau aura repris sa couleur naturelle,
surtout s'il n'y reste point de callosité. Si au contraire
la cicatrice conserve une couleur bleuâtre et de la
dureté, ce sera une marque que le principe rabique
n'aura pas été détruit par le préservatif.

Brûler la morsure peut être salutaire, mais jamais
on n'en a pu avoir la certitude, puisque d'une part
cette opération est plus d'une fois suivie de la rage,
tandis que d'autre part un grand nombre de gens
mordus échappent à la maladie sans que chez eux
la morsure ait été brûlée.

Une dame de Bologne, mordue par son chien absolument enragé, et depuis mort de la rage après
l'avoir donnée à d'autres chiens, racontait elle-même
au docteur L. Bréra (1) qu'elle n'avait depuis plusieurs
années jamais éprouvé le moindre mal.

De neuf prisonniers mordus en Italie, un seul,
quatre mois après, périt enragé : il n'avait été ni le
premier ni le dernier mordu, ni le plus gravement
blessé (2). De six personnes mordues aussi par un
même chien, en Pologne, il n'y eut qu'un juif seul
qui en périt, au dire du docteur Gilibert père. Ce
médecin dit aussi que, d'un grand nombre de personnes mordues à Lyon, en 1786, il n'y en eut que
deux seules qui moururent.

---

(1) Aweikard, *Méd. prat.*, vol. VI, p. 248.
(2) Hunzer, *Manuel de médecine*, année 1794, p. 814.

Cette année même, dans laquelle l'Administration de notre ville a été obligée de prendre des mesures sévères (1) pour éviter les accidents des morsures des chiens enragés, qui se sont multipliées dans la ville et dans les environs tous les jours davantage, on n'a cependant compté que trois ou quatre individus morts de ces affreux accidents. Heureusement donc les exemples de la rage déclarée sont bien rares, c'est ce qui doit nous faire croire que tous ces moyens et ces secrets pour la guérir ne guérissent point ni ne préservent point : ils sont donc infructueux, et souvent cruels. La médecine dite rationnelle prescrit dans la rage le mercure, et d'autres remèdes, pour provoquer la salivation ; guérit-elle davantage ?

Un inconvénient réel de la brûlure, c'est de dénaturer la plaie et d'empêcher de juger par son inspection si le principe du mal existe encore, s'il veut de nouveaux soins, ou bien s'il n'existe plus. Sans donc proscrire la brûlure, qui est toujours un procédé douloureux et essentiellement incertain, nous proposons la méthode d'Herring, le plus illustre de tous les disciples d'Hahnemann, pour la remplacer.

Voici ce qu'il conseille. Il faut appliquer la chaleur sèche *à distance.* Tout ce que dans le moment on a sous la main peut servir, un charbon ardent, un fer rouge, ou tout autre objet rougi au feu : on l'approche

---

(1) Du 9 mai 1842 au 14 septembre, il a été arrêté ou détruit 1348 chiens dans la ville.

de la plaie autant que possible, sans toutefois brûler la peau ni causer une trop vive douleur, mais en ayant soin d'avoir constamment un objet au feu, afin de ne laisser jamais la chaleur perdre de son intensité. Une chose également essentielle est que la chaleur n'exerce point son action sur une trop grande surface de la peau, mais seulement sur la plaie même et les parties les plus voisines. Si l'on peut se procurer de suite de l'huile ou de la graisse, on peut en enduire le tour de la plaie, en ayant soin de recommencer à oindre à mesure que la peau séchera ; à défaut de ces deux substances, on peut employer du savon ou même de la salive. Tout ce qui découle de la plaie doit être soigneusement essuyé avec un linge. De cette manière on continuera d'appliquer la chaleur vive jusqu'à ce que le malade commence à ressentir une horripilation fébrile. On doit continuer ainsi tous les jours trois ou quatre fois jusqu'à ce que la plaie soit guérie, sans qu'elle laisse de cicatrice colorée.

En même temps on continuera à prendre intérieurement prophylactiquement belladone, jusqu'à la guérison de la plaie. Nous avons dit déjà que cette substance doit être administrée tous les deux, trois ou quatre jours : ce sera l'aspect de la cicatrice qui servira de guide pour approcher ou éloigner ces doses ou en suspendre l'administration. A mesure que le mieux se déclare, on éloigne la distance des doses.

Herring conseille aussi d'ouvrir avec le bistouri ou avec des ciseaux à pointes une petite vésicule qui se forme quelquefois au bout de sept ou huit jours sous la langue, et de faire rincer la bouche avec de l'eau salée.

Si avant de porter ces secours, ou malgré eux la rage se déclare, il faut administrer alors, suivant la ressemblance des symptômes avec ceux des tableaux que nous exposons, la belladone, la jusquiame, le stramonium ou les cantharides, dont nous connaissons déjà l'expérimentation faite sur des enragés, ou bien donner la sabadilla dont l'allopathie commence à essayer les effets, ou le lachésis dont Herring se sert en Amérique, en attendant que de nouvelles substances puissent être essayées, comme le mercure, le vératrum, etc., qui pourront sans doute augmenter le nombre des moyens que la nature fournit pour guérir une aussi cruelle maladie.

Puissent les hommes de l'art et les personnes charitables ne pas être sourdes à ces conseils et à l'emploi de nos remèdes, qui ne sont pas coûteux, qui dans tous les cas sont innocents, plus faciles à employer et surtout moins douloureux que ne l'ont été jusqu'aujourd'hui les moyens employés en désespoir de cause, ou tout au moins au hasard.

Je ne sais pas jusqu'à quel point la sabadilla pourra venir en aide à la guérison de la maladie dont nous nous occupons; mais les succès que nous obtenons de cette substance dans les œsophagistes, et la symptomatologie que nous en a donnée le docteur Stapf, nous fait croire que ce moyen ne doit pas être négligé dans le choix des substances pour guérir la rage. Voilà pourquoi j'ai cru utile de donner le résumé de ses symptômes relatifs à ceux que peuvent offrir les enragés, et pour que les allopathes, qui pourraient l'employer d'une manière nuisible et au hasard, puissent se convaincre qu'en la donnant à petites doses elle guérira avec plus de certitude et ne nuira point.

Le lachésis pouvant être aussi avantageusement expérimenté, aura également à la suite le résumé de ses symptômes.

Entre les remèdes expérimentés déjà et dont nous donnons le résumé des symptômes qui ressemblent le plus à ceux de la maladie qu'on veut traiter, les cantharides offrent dans les souffrances des voies urinaires des symptômes caractéristiques qui pourraient faire préférer ce remède aux autres. On préférera la belladone, si c'est l'encéphale qui est l'organe le plus affecté. Ce sera la jusquiame qu'on préférera, si dans l'ensemble des symptômes les évacuations alvines et urinaires alternent par défaut ou par abondance, et que les symptômes moraux soient bien prédominants; tandis que le stramonium sera indiqué, lorsqu'il y aura accroissement de mobilité dans les muscles volontaires et envie de mordre avec une espèce de fureur indomptable.

C'est ordinairement de la trentième dilution que les homœopathes font usage dans l'administration de leurs remèdes; car le fondateur de la science et leur propre expérience leur ont appris que la moindre partie de la goutte de cette dilution de la teinture suffit pour attaquer et détruire le principe des maladies chroniques même les plus opiniâtres, et à plus forte raison ceux des maladies aiguës.

La répétition de ces doses est reconnue utile et nécessaire dans cette maladie ; elle sera réglée par la prudence du médecin, et par la connaissance de la durée de l'action du remède qu'on emploie. Ainsi, par exemple, la sphère d'action de la teinture de cantharides est plus courte que celle de la belladone, celle de la jusquiame est plus courte que celle des cantharides, et celle du stramonium est plus courte que celle-ci.

Pour venir en aide à ceux qui veulent faire usage de l'homœopathie pour guérir la rage, et surtout aux laïques, et puisque je ne puis leur apporter aucun cas de guérison prise dans ma propre expérience, pour faciliter celle qu'on voudra faire dorénavant, je ne rapporterai que l'observation faite par le docteur de Bomnighausen, qu'on trouve dans le dixième volume des *Archives homœopatiques*, page 85, année 1833. Je pourrais en citer bien d'autres faites par nos confrères en Italie, en Allemagne et même en France; mais comme je ne les trouve pas aussi claires ni aussi bien circonstanciées, je me bornerai à celle-ci, publiée par un médecin aussi illustre par sa position sociale que par son savoir et sa philanthropie :

« Le 30 janvier 1830 j'étais allé en visite chez « le baron de W., où se trouvait aussi sa sœur

2

« Mme de H. Elle vint à parler d'une domestique
« qui avait été mordue depuis peu par un chien
« enragé, et qui avait déjà été attaquée d'hydro-
« phobie ; je fis observer qu'il était encore possible
« de la sauver, et que dans tous les cas l'humanité
« faisait un devoir de l'essayer. Cette dame me
« demanda un remède, en se chargeant de l'envoyer
« au pasteur de l'endroit, homme très intelligent,
« qu'elle prierait de veiller à ce que la malade ne
« manquât de rien.

« Ignorant entièrement l'état de la malade et le
« caractère de l'hydrophobie dans ce cas, ainsi
« que les médicaments allopathiques qu'on lui avait
« déjà vraisemblablement administrés, il me fut im-
« possible de choisir entre bellad. ç hyosc. et stra-
« mon., remèdes également convenables : (*canthar.*
« *n'avaient pas encore été essayées en* 1830.). Je n'eus
« donc rien de mieux à faire que d'en envoyer
« une dose de chacun dans du sucre de lait, en
« indiquant autant que possible les symptômes
« auxquels chacun répondait, afin que le pasteur
« fût en état de choisir. Les paquets étaient numé-
« rotés ; le numéro 1 contenait bellad. 24, gutt.
« 1 ; le numéro 2, hyosc. 12, gutt. 1 ; et le numéro
« 3, stramon. 9, gutt. 1. On les envoya dès le
« lendemain matin.

« Le 1er février le pasteur répondit à Mme de H.
« pour la remercier. Voici sa lettre:

« J'ai reçu les poudres hier à midi, et aussitôt
« après le service divin je me suis rendu auprès
« de la malade. J'ai eu de la peine à me décider
« pour l'un ou pour l'autre remède, car l'instruc-
« tion qui était jointe à chacun d'eux répondait
« peu à l'état de la malade. Comme elle avait déjà
« pris de la belladone, je me suis décidé pour la
« poudre numéro 2. En entrant je trouvai M. le
« chirurgien M. qui traitait la malade de concert
« avec M. le professeur S.; il me dit que la malade
« n'était plus hydrophobe, que sa maladie ne con-
« sistait plus qu'en une lipothymie, suite de vio-
« lentes convulsions qu'elle avait eues, et qu'elle
« guérirait.

« Je me crus autorisé à conclure de là que le
« médecin avait reconnu la maladie pour une
« hydrophobie, et que les symptômes avaient cédé
« au moins en partie à l'usage de la belladone, qui
« y répondait homœopathiquement.

« Je résolus donc, surtout parce que M. M., à qui
« j'avais dit que je possédais un remède secret
« contre l'hydrophobie, me demanda d'attendre
« avant que de l'administrer, de ne pas le faire
« prendre à la malade, d'autant plus que l'usage de
« toute espèce de médicaments était défendu. Ce
« matin on m'a fait appeler en toute hâte, parce que
« la malade, à l'article de la mort, désirait me parler.
« Je m'empressai de l'aller voir, et je la trouvai
« dans le plus misérable état; elle ne pouvait s'ex-
« primer, elle était en proie à des tressaillements

« et à des convulsions continuelles, l'écume autour
« de la bouche: cependant elle avait encore la con-
« naissance , et répondait par signes aux questions
« qu'ou lui adressait. Au bout d'une demi-heure
« environ , elle redevint tranquille et elle put
« bientôt s'asseoir avec le secours de ceux qui la
« gardaient, après avoir eu une défaillance de peu
« de durée. Je lui fis prendre alors la poudre nu-
« méro 2, que je lui mis dans la bouche avec une
« cuillère, selon la prescription. Je donnai ensuite
« à la garde les instructions nécessaires. Je restai
« encore quelque temps auprès d'elle; elle se mit
« à parler beaucoup et distinctement: son état était
« redevenu le même que la veille. Je ne puis donc
« rien dire sur l'effet de ce médicament; mais je
« crains que la maladie ne soit trop avancée pour
« qu'il soit permis de conserver quelque espoir.

« Quelques semaines après, j'eus l'occasion de
« voir la malade : ELLE ÉTAIT GUÉRIE. Voici ce que
« j'ai appris sur son compte:

« Louise Klusemann, de H. près J...g, servante
« à la ferme de M. près de A., âgée de 21 ans,
« alla, le 19 janvier 1830, vers huit heures du soir,
« à la fontaine pour y puiser de l'eau. Elle aperçut
« un chien étranger qui, dès qu'il la vit, s'élança
« sur elle avec fureur. Il lui déchira ses habits et
« lui mordit la main gauche, tandis qu'elle cher-
« chait à se défendre. On voyait encore les cica-
« trices des trois morsures, une, assez grande, sur
« le côté extérieur de la paume de la main, au-

« dessous du petit doigt; l'autre, semblable à une
« égratignure, au petit doigt lui-même, et la troi-
« sième au bout de l'annulaire. Plus forte que les
« autres, cette dernière blessure lui causa des douleurs, et, comme bien des gens de sa classe, elle
« chercha à se soulager en suçant la plaie. Quant
« au chien, il fut tué le lendemain à une demi-lieue
« de là par le forestier royal.

« A dix heures du soir déjà, on fit venir le
« chirurgien M. qui habitait dans le voisinage. Il
« brûla les plaies avec une poudre, et les pansa.
« La malade tomba en faiblesse, mais le lendemain
« les morsures ne purent venir à suppuration. Le
« quatrième jour, on lui administra un remède
« intérieur.

« Le 23 elle éprouva une certaine tension dans
« la gorge, qui augmenta le lendemain, et lui causait
« des douleurs en avalant. Il serait possible que la
« succion des plaies eût hâté le développement de
« la maladie.

« Dans la nuit du 24 au 25 elle se réveilla vers
« minuit, en proie à de grandes angoisses dans la
« poitrine et avec une sensation de chaleur dans
« le front, qui disparut en moins d'une demi-heure,
« après quoi elle se rendormit d'un sommeil paisible.

« Le premier accès d'hydrophobie proprement
« dite eut lieu le 25 dans la matinée, à environ
« huit heures, au moment où elle était occupée
« devant un miroir à arranger ses cheveux. L'éclat
« du miroir lui fit éprouver à l'instant une sensation.

« de chaleur et d'ardeur dans les yeux ; elle vit une
« multitude d'étoiles et d'étincelles : chaleur dans le
« front, et sensation comme si on la poussait en
« arrière. Au même instant, terrible angoisse dans
« la poitrine, forts battements de cœur, et sueur
« abondante par tout le corps.

« Le second accès eut lieu vers neuf heures,
« c'est-à-dire une heure à peu près à la suite du
« premier, au moment où elle voulut verser de
« l'eau dans un chaudron. Il ressembla en tout à
« l'autre, seulement il fut déjà plus fort.

« Dans le troisième, qui suivit de près, elle mordit
« les habits d'une femme qu'on avait mise auprès
« d'elle, ce qui obligea à lui donner d'autres gardes.

« Dès-lors les accès se succédèrent à de courts
« intervalles, durant chaque fois d'une demi-heure
« à une heure. Tous s'annonçaient par un sentiment
« d'anxiété dans la poitrine, et par des battements
« de cœur. Ce sentiment d'anxiété lui montait de la
« poitrine dans la nuque, puis dans la tête, où elle
« ressentait alors une chaleur terrible accompagnée
« d'une sensation comme si le cerveau allait éclater.
« La malade frémissait encore au souvenir de ce
« sentiment d'angoisse et de cette chaleur. Chaque
« fois sa face se contractait, mais elle reprenait son
« état naturel dès que la chaleur cessait. Dans ces
« instants de souffrance, elle se sentait un besoin
« irrésistible de mordre et de déchirer à belles dents ;
« elle déchirait jusqu'à ses vêtements. Quand on s'y
« opposait, elle se mordait la langue ; on en voyait

« encore les marques. Pour l'empêcher on se vit
« obligé de lui mettre dans la bouche, à l'approche
« du paroxysme, des gants, du bois et d'autres
« choses pareilles. Pendant l'accès, les dents elles-
« mêmes étaient tellement vacillantes que, selon
« son expression, elles semblaient lui pendre hors
« de la bouche. Elle avait perdu une incisive, la plus
« rapprochée de l'œillère gauche. Elle ne mangeait
« plus rien, tant elle avait de peine à avaler. Il lui
« fallait recommencer dix à douze fois avant que
« de pouvoir prendre une cuillerée de médicament,
« encore éprouvait-elle les plus violentes douleurs.
« La langue enflait de plus en plus, ainsi que le cou,
« qui était gonflé à l'intérieur et à l'extérieur. Aussi,
« dans les derniers jours, la trachée-artère était-elle
« tellement rétrécie qu'un fil à peine aurait pu y
« passer, et que la respiration même ne s'effectuait
« pas sans de grands efforts. Depuis quelques jours
« déjà, voix inintelligible; mais ce symptôme cessa
« déjà vingt-quatre heures avant la prise du remède
« homœopathique. Mémoire très faible. Si on lui pré-
« sentait quelque chose de brillant, la lumière même
« lui faisait rougir les yeux; elle apercevait des étin-
« celles et des rayons de feu, et éprouvait d'horri-
« bles élancements et de la chaleur dans le front.
« Elle prétendait, enfin, ne pas avoir pu dormir les
« trois derniers jours.

« S'il est vrai, comme la malade me l'affirma,
« que le docteur S. soit allé la voir trois fois, lui
« ait prescrit des remèdes à elle-même, et ait recom-

« mandé aux gardes de mettre de longs gants de
« cuir pour ne pas être mordues; s'il est vrai qu'il les
« ait prévenues lui-même de faire attention , en
« déclarant que la maladie était une hydrophobie
« et que la malade ne passerait pas le mercredi, cela
« ne s'accorde guère avec ce qu'il dit plus tard, que
« la maladie n'était pas une hydrophobie , parce
« que , dans ce cas , il n'y aurait pas eu d'amélio-
« ration.

« La malade m'assura avoir encore été en pleine
« possession de la connaissance lorsque le pasteur
« lui avait donné la poudre le 1er février , et la lui
« avait mise dans la bouche en lui écartant les dents
« avec une cuillère , parce qu'elle n'était pas en état
« de l'ouvrir elle-même.

« Bientôt après elle s'était sentie soulagée et elle
« n'avait pas tardé à recouvrer la parole, qu'elle
« avait perdue depuis vingt-quatre heures. L'amé-
« lioration avait dès-lors fait des progrès d'heure en
« heure. Elle était tombée dans un sommeil profond
« et réparateur qui avait duré trois heures , et en
« s'éveillant elle s'était sentie extrêmement soulagée.
« Elle avait bientôt éprouvé une soif inextinguible ,
« et avait bu vraisemblablement beaucoup avec un
« plaisir indicible. En me racontant cela , ses yeux
« brillaient encore de joie. Ce n'était pas, à ce qu'elle
« me dit , une soif ardente ordinaire , mais un désir
« intérieur de boire , joint au sentiment d'une
« guérison immanquable. Cependant le troisième
« jour les yeux étaient encore sensibles, surtout à

« l'éclat d'un miroir. Mais cette sensibilité se perdit
« peu à peu, ainsi que l'ardeur dans les yeux et la
« chaleur dans la tête. TROIS JOURS APRÈS, ELLE ÉTAIT
« PARFAITEMENT GUÉRIE.

« Au bout d'une semaine elle éprouva des dou-
« leurs dans le bas-ventre, qu'elle crut provenir
« d'un ulcère, et que M. S. déclara être la suite
« d'une trop forte dose de médicaments.

« Au commencement de mai, où elle vint me
« revoir, elle souffrait d'une fièvre tierce opiniâtre,
« incontestablement de nature psorique. Les re-
« mèdes allopathiques l'avaient comprimée à grande
« peine, mais non guérie ; je ne l'ai plus revue
« depuis. Jamais je ne lui ai administré d'autre re-
« mède que la dose hyosc. : une goutte de la dou-
« zième dilution.

Dans le quinzième volume des mêmes *Archives*
homœopathiques, année 1835, page 34, premier
cahier, on trouve un autre cas fort remarquable de
guérison de rage par le docteur Herring ; et page 35,
même volume, un autre cas guéri par le même,
mais l'un et l'autre par quelques doses d'hydropho-
bine, 0/30. Je m'abstiens de les rapporter, parce
que les traitements des maladies, faits par l'hyso-
pathie, sont moins connus en France que ceux de
l'homœopathie ; et nous ne voulons point grossir les
difficultés, ni le nombre des contradicteurs.

Après ces faits bien authentiques, j'espère qu'on ne
doutera plus cette fois qu'on ne puisse guérir l'hydrophobie déclarée. Jusqu'à présent on n'a rapporté

que des histoires apocryphes, ou des cas qu'on a prétendu prévenir par la cautérisation ou par une foule de secrets; on a vanté des guérisons, mais les moyens employés n'ont résisté ni au temps ni à l'expérience.

Il ne sera pas inutile de donner de cette cruelle maladie une description d'autant plus nécessaire à ceux qui veulent s'appliquer à la guérir, qu'elle a une espèce d'analogie bien marquée avec l'épilepsie dont nous avons nous-même fait beaucoup de guérisons.

Elle s'est présentée toujours avec des symptômes effrayants, et elle a été, quoi qu'on en dise, toujours inguérissable, si l'on ne veut avoir égard à des espèces de prodiges qu'on raconte avoir été produits par de terribles émotions ou des révolutions subites sur ceux qui en étaient affectés.

Elle se communique par la salive de l'animal enragé, sur une partie dénuée d'épiderme, comme par inoculation.

On peut toucher impunément les animaux morts de la rage, car c'est dans leur salive seulement que réside le principe vénéneux.

La morsure faite sur la peau est plus à craindre que celle faite à travers les vêtements.

Si l'animal est seulement mélancolique, sa morsure sera moins à craindre que celle d'un chien tout-à-fait furieux.

La sensibilité plus ou moins grande de la personne mordue, la rendra plus ou moins susceptible d'être affectée de la rage.

Les symptômes sont aussi plus ou moins effrayants, suivant la force de l'imagination, qu'impriment la terreur, la crainte et l'effroi de se voir atteint d'une maladie aussi grave.

Rien de plus incertain que la durée entre l'époque de la morsure et celle de l'explosion des symptômes morbides. Il y a des auteurs qui soutiennent qu'elle peut se manifester après quelques mois, même plus loin ; il est cependant plus fréquent d'en voir les effets de la première à la quatrième semaine. L'exemple que nous avons porté ci-dessus est bien un des plus prompts.

Si la partie blessée se guérit d'abord, on est fondé à croire que l'inoculation n'a pas eu lieu, autrement l'explosion de la rage s'annonce quand la cicatrice, qui devient rouge, bleuâtre, se rouvre quelquefois et laisse suinter une sérosité rougeâtre. Si la plaie n'est pas cicatrisée, ses bords se renversent, les chairs se gonflent, prennent une couleur plus foncée, et ne fournissent plus qu'un pus séreux et rousseâtre. Le sommeil devient agité par de mauvais rêves et par des soubresauts ; le malade est mélancolique, il devient triste sans pouvoir s'en distraire ; il a de la pesanteur, un grand accablement ; de temps en temps il survient de la chaleur, des frémissements, qui de la plaie gagnent tout le corps et semblent se terminer à la poitrine et à la gorge.

Si nos remèdes préventifs n'arrivent pas à temps, voici la marche ordinaire de la maladie :

Tous les jours les symptômes s'aggravent, et après

trois ou quatre jours le malade éprouve de la douleur à la tête, du dégoût, de l'insomnie, un sentiment général de lassitude, un resserrement douloureux à la poitrine et à la gorge, qui l'empêche d'avaler; la respiration devient difficile, entrecoupée; des sanglots involontaires et de profonds soupirs, des convulsions surviennent et se renouvellent à la moindre occasion, puis les symptômes moraux commencent à paraître, et la raison s'égare. Le malade devient furieux, méconnaît même ses amis; quelquefois il cherche à mordre, et d'autres fois se déchire lui-même; tout l'agace et l'irrite.

La vue des couleurs vives, l'éclat de la lumière, le son le plus léger, le moindre mouvement, l'agitation de l'air, excitent sa fureur. Il est dévoré par une chaleur intérieure et par une soif vive, et cependant il n'ose boire; l'aspect, l'idée même de l'eau le fait frissonner.

Le visage est rouge, l'œil hagard, fixe, brillant; il a un air de férocité mêlé de crainte et de stupeur, sa voix est rauque, il a de la salive écumeuse à la bouche.

Dans d'autres moments il conserve son jugement, il demeure paisible, plongé dans une profonde mélancolie, connaît son malheureux état, en prévoit les redoublements, et conseille à ses amis de se garder de lui.

Tantôt il reste dans une stupeur silencieuse, d'autres fois il fait entendre des cris et des hurlements affreux.

Quelquefois ses forces physiques prennent une extraordinaire énergie ; dans d'autres moments il est d'un abattement pusillanime , et dans une sorte de léthargie ou de paralysie. Un mouvement spasmodi-dique et convulsif survient dans les muscles abdo-minaux, des érections longues, douloureuses, et même avec des émissions involontaires de sperme.

Au bout de quelques jours enfin, le malade tombe dans des angoisses extrêmes ; son pouls est inégal, intermittent ; il lui survient des vomissements , une sueur froide universelle, et il meurt dans les convul-sions : car cette maladie ainsi caractérisée , et privée comme elle l'a été jusqu'aujourd'hui de secours , est constamment mortelle ; il n'y a guère eu d'autres guérisons avérées que celles obtenues par l'homœo-pathie.

Enfin, l'autopsie n'a pu découvrir aucune trace d'altération dans les organes, qui puisse rendre rai-son de cette maladie et de sa cruelle et inévitable terminaison.

Il ne sera peut-être pas hors de propos de dire ici un mot relativement aux chiens qu'on croit enragés : souvent ils ne le sont point, et alors il convient de ne pas les tuer , pour s'en assurer ; souvent aussi l'on tranquillise et l'on guérit l'imagination des per-sonnes qui ont été mordues. Mais lorsqu'ils le sont, on observe d'abord que l'animal est triste, abattu, cherche la solitude, a des soubresauts par intervalles ; il n'aboie point, mais il grogne souvent et sans cau-ses appréciables ; il refuse la nourriture et la boisson ; il a les yeux éteints, l'air égaré ; il vacille en marchant, la queue entre les jambes; il paraît comme endormi, et n'obéit que difficilement.

Au bout de deux ou trois jours il ne connaît plus son maître, quitte tout-à-coup sa demeure et fuit çà et là avec une démarche mal assurée, l'œil menaçant, le poil hérissé, dans un mouvement continuel, ou immobile, la tête basse, la gueule ouverte, la langue pendante et distillant une bave écumeuse. Les chiens fuient à son aspect. Quelquefois il évite l'eau, frémit et s'irrite à sa vue, d'autres fois il la traverse à la nage.

Dans cet état, il attaque et mord indifféremment tout ce qu'il rencontre : c'est alors que sa morsure est funeste ; mais ordinairement il périt dans les convulsions après trente-six ou quarante heures, et son cadavre ne tarde pas à tomber en putréfaction.

La description de la maladie, la cause qui l'a produite, la mort qui s'ensuit et l'autopsie, montrent que la rage consiste dans le trouble général produit sur la fibre sensible et irritable de tout l'organisme par un miasme venant de la morsure : il n'y aura donc qu'une puissance agissant dynamiquement sur la vie, comme le font les miasmes homœopathiques, qui puisse fournir au principe conservateur le moyen de procurer une réaction dans l'organisme vivant, et de rétablir l'état naturel en remplaçant le virus rabique par le virus artificiel, comme cela arrive dans toute guérison homœopathique. Voilà la démonstration *à priori* que la pratique confirme. La proposition inverse est également vraie : depuis des siècles toutes les tentatives faites pour guérir la rage ont été vaines. Les guérisons ont donc été ou apocryphes, ou dues au hasard, par l'administration de quelques substances homœopathiques. Les dernières pages de cet opuscule confirment d'ailleurs notre argument.

Les véritables histoires de cette redoutable maladie nous montrent qu'elle présente chez l'homme plusieurs variétés dont chacune doit avoir son remède homœopathique, ainsi que nous l'avons déjà dit.

La belladone, employée déjà avec succès dans différents cas de rage, aurait procuré certainement un plus grand nombre de guérisons, si des empiriques ne l'avaient pas employée avec d'autres moyens propres à troubler son action, et surtout s'ils ne l'avaient pas donnée à des doses si fortes qu'ils ont tué le malade plus tôt que la maladie ne l'aurait fait.

Les doses trop élevées des remèdes homœopathiques sont beaucoup plus sûrement nuisibles que celles des remèdes antipathiques ou allopathiques, lorsqu'il y a grande analogie entre les symptômes de la maladie et ceux de la substance médicinale. C'est un *crime* véritable de ne pas prescrire cette dernière à aussi faible dose que possible ; et des doses pareilles à celles dont la routine vulgaire fait usage, deviennent réellement des poisons.

Enfin, à toutes ces particularités il ne sera pas mal d'ajouter :

Fort d'une expérience mille fois répétée, Hahnemann déclare, et ses élèves avec lui , cette règle applicable sans exception aucune à tous les médicaments homœopathiques , surtout lorsque la maladie est aiguë, et principalement en ce qui concerne ceux qu'on emploie dans la rage.

Qu'on ne vienne pas dire qu'un malade est mort quoiqu'on lui ait donné l'un des remèdes dont nous parlons , à de très fortes doses, répétées même toutes les deux ou trois heures. Nous répondrons que c'est précisément pour cela qu'il a succombé, et que c'est le médecin inexpert qui l'a tué.

Une seule fraction de la décilionnième dilution, répétée au bout de quelques jours même, l'aurait très probablement guéri.

Pour augmenter les chances de succès dans le choix du remède pour l'individualité du cas maladif, on se tiendra à belladone , si , outre les symptômes ressemblants, l'attouchement aggrave les souffrances.

Si c'est le froid qui les aggrave, ce sont les cantharides qu'il faut préférer;

La jusquiame, si c'est l'attouchement ou la chaleur ;

Le stramonium, si elles s'aggravent par l'attouchement, par le mouvement et par la chaleur, et si elles s'améliorent par le repos.

Si c'est par le froid qu'elles s'aggravent , ainsi que par l'attouchement et le grand air, c'est la sabadille.

Les symptômes qui s'aggravent le soir, concourent à indiquer belladone;

Ceux qui s'aggravent après midi , cantharides;

Ceux qui s'aggravent le matin et à midi, stramonium ou sabadille;

Ceux qui s'aggravent le soir et le matin, jusquiame.

On verra avec intérêt le tableau ci-joint que M. Rey, professeur de clinique à l'école vétérinaire de notre ville, a bien voulu me communiquer : il fait partie d'un excellent ouvrage que ce savant professeur publiera incessamment sur le sujet qui nous occupe. Il sera facile de voir, par le nombre comparatif des chiens enragés de la moyenne de chaque mois pendant 30 années, combien les inquiétudes de nos administrateurs ont dû être fondées pendant le dernier mois de juin surtout, et combien il est à regretter que l'homœopathie ait été oubliée dans des circonstances si graves : c'est un nouveau et sérieux motif de publier sans autre délai le présent opuscule.

ÉCOLE VÉTÉRINAIRE DE LYON.

Tableau des cas observés depuis 1811 jusqu'à 1842, pendant chaque mois :

			412
Janvier. . . . 58	Juillet. . . . 71
Février. . . . 60	Août. . . . 71
Mars. . . . 61	Septembre. . . 61
Avril. . . . 79	Octobre. . . . 56
Mai. . . . 67	Novembre. . . 59
Juin. . . . 87	Décembre. . . 49
412	779

Pendant les 30 années citées, 779 chiens sont morts de la rage, 1,000 environ ont succombé à d'autres maladies ; dans le même laps de temps , 725 inutiles ou incurables ont été sacrifiés.

Pendant cette dernière année, sur 104 chiens morts dans les hôpitaux de l'école , sous l'influence de maladies diverses, 62 ont péri de la rage. Ce nombre ne se retrouve dans aucune des 30 années précédentes.

BELLADONE.

Aucune des substances dont nous donnons ici les symptômes n'en contient un plus grand nombre qui ressemblent à ceux de la rage. Il doit donc arriver souvent que la belladone seulement suffise à la guérison des cas qui se présentent ; c'est aussi elle qui est le remède prophylactique le plus usité et qui promet le plus de succès.

Sensation de sécheresse, ou sécheresse réelle et étouffement dans la bouche et dans la gorge, avec irritation de l'esprit.

Salive visqueuse, épaisse, blanchâtre, gluante, accumulée dans la bouche et dans la gorge, qui coule de la bouche ; grincements de dents.

Endolorissement, pesanteur de la langue, écume devant la bouche, acumulation et écoulement de salive , langue enflée, parole faible et traînante.

Rétrécissement et constriction douloureuse du gosier ; sensation dans la gorge, comme si elle était trop étroite, resserrée, et qu'elle ne pût rien laisser passer.

Horreur de tous les liquides, qu'on repousse avec

des gestes terribles ; on entre en fureur si on est aspergé d'eau.

En avalant, sensation d'un resserrement qui ne peut rien laisser passer.

Impossibilité complète d'avaler le moindre liquide, et besoin continuel d'avaler, avec sensation comme si on allait suffoquer, en n'avalant pas.

Soif ardente, excessive, insupportable, souvent avec horreur de toutes boissons, ou bien avec envie continuelle de boire et impossibilité d'avaler une seule goutte de liquide, ou même nul désir de boire.

Manque d'appétit, dégoût pour les aliments, ou faim insupportable.

Fureur et rage avec envie de frapper, de cracher, de mordre et de tout déchirer, quelquefois avec grondement et aboiement comme ceux d'un chien. Horreur du travail, faiblesse de corps et d'esprit, illusion, visions effrayantes, perte de la raison.

. . . .

JUSQUIAME.

Impossibilité d'avaler.

Grande sécheresse dans la gorge, et soif.

Sécheresse dans la gorge.

Le malade a la gorge si resserrée, si sèche, qu'une cuillerée de liquide semble le suffoquer.

La gorge est comme serrée par un lien, avec impossibilité d'avaler.

Aversion pour les boissons.

Fréquentes expuitions de salive.

Douleurs déchirantes et pulsatives dans les dents.

Trisme des mâchoires, avec pleine connaissance.

Exaltation des facultés intellectuelles, avec délire presque continuel.

Alternative de repos et de fureur.

Dans sa fureur, il déploie des forces étonnantes.

En proie à une fureur extrême et entièrement nu, il est jour et nuit sans dormir et en jetant des cris.

Secousses de frayeur, alternant avec des tremblements et des convulsions.

Crainte extrême d'être mordu par des animaux.

Légers mouvements convulsifs, tantôt des membres supérieurs, tantôt des inférieurs.

Transpiration, sueur générale, et surtout aux cuisses et aux jambes.

Face d'un rouge brun et enflée, ou face rouge et bouffie.

Insomnie la nuit avec convulsions et secousses, comme de peur.

Le soir, peu de temps après s'être endormi, il croit voir des chiens furieux sautant sur lui.

. . . .

En reunissant ces symptômes (dit Hahnemann), il en résulte une image assez exacte d'une hydrophobie ordinaire, survenue après la morsure d'un chien enragé; par conséquent, il ne doit pas être rare non plus que la jusquiame guérisse homœopathiquement la rage.

STRAMONIUM, ou Pomme épineuse.

Sécheresse de la bouche et de la gorge.

Salive abondante, écumeuse, sanguinolente.

Langue aride, gonflée, paralysée, tremblante; bredouillement.

Constriction de la gorge, comme serrée par un lien.

Déglutition gênée, empêchée, comme par sécheresse de la gorge.

Déglutition gênée, avec élancements dans la gorge et pression dans les glandes sous-maxillaires.

Impuissance d'avaler.

Soif ardente, ordinairement avec horreur de l'eau et de tous les liquides.

Crainte et horreur de l'eau et de tous les liquides, avec mouvements spasmodiques; il entre en fureur si on veut lui mouiller les lèvres.

Fureur indomptable; envie de mordre, de donner des coups et de tuer.

L'obscurité et la solitude aggravent ce symptôme.

.   .   .   .

Il ne sera pas inutile d'ajouter à ces symptômes relevés de l'état physique et moral de l'enragé, le portrait d'une hydrophobie occasionnée par l'abus de la pomme épineuse, telle que le docteur Bréra l'a décrite.

Convulsions des plus violentes, portées jusqu'à la rage, et qui obligent à lier le malade; insomnie : il ne fait que se remuer dans son lit, et pousse un cri aigu; il délire, sans mémoire, sans connaissance; pupilles extrêmement dilatées; violent désir de mordre, et de tout déchirer avec les dents; sécheresse extrême de l'intérieur de la bouche et de la gorge ; à l'aspect d'une lumière , d'un miroir ou de l'eau, convulsions effrayantes ; horreur invincible de l'eau , avec constriction et convulsions du gosier ; bave à la bouche , expuition fréquente.

Par cet ensemble de symptômes , si l'on se décide à employer ce remède dans un cas semblable , on ne l'administrera qu'en suivant les préceptes du maître, que j'ai rapportés à l'article *Jusquiame.*

CANTHARIDES.

Salivation écumeuse striée de sang, écume à la bouche.

Faiblesse des organes de la parole.

Déglutition difficile, avec étranglement, surtout pour les liquides.

Brûlement dans la gorge en avalant ; douleurs brûlantés dans la gorge, surtout en avalant l'eau.

Soif par sécheresse des lèvres, avec répugnance des boissons; manque d'appétit par dégoût, et répugnance de tous les aliments.

Affection des voies urinaires.

Érections douloureuses, fréquentes et de longue durée.

Accès de rage avec cris, coups et aboiements, renouvelés en tâtant le gosier et par l'aspect de l'eau.

SABADILLA.

C'est au docteur Stapf qu'on doit la pathogénésie de la sévadille : il rapporte tous les symptômes qu'il a observés avoir été produits sur l'homme sain par cette substance, dans un des volumes des *Archives homœopathiques*. Nous avons souvent fait usage avec succès de ce remède dans les œsophagites, dans la grippe et dans les engorgements chroniques du gosier. Il sera utile donc de l'expérimenter aussi dans l'hydrophobie, lorsqu'on remarque dans le physique et dans le moral du malade de la ressemblance avec les symptômes suivants :

Le mal à la gorge ressemble à celui qui serait produit par une cheville.

Sensation de constriction à la gorge.

Pression et tension brûlantes, même hors le temps de la déglutition.

Sécheresse de la gorge, âpreté et grattement, avec besoin continuel d'avaler.

Boulimie et répugnance en même temps des aliments.

N. B. — Ce symptôme pourrait être caractéristique, s'il se présentait avec les suivants :

Soif plutôt pour l'eau froide, avec répugnance vive pour le vin, les acides et l'eau même.

Inquiétude, angoisse, agitation, et disposition à s'effrayer.

Cris, agitation et erreur de l'imagination par rapport à soi-même.

Pour se décider au choix de ce remède, on pourra observer aussi si certaines souffrances affectent d'abord le côté droit, puis passent au côté gauche, et réciproquement.

LACHÉSIS , ou venin dentaire du trigonocéphale à losanges.

Un symptôme spécial de ce remède, et qui pourrait le rendre préférable aux autres, serait celui des douleurs qui affectent alternativement l'un ou l'autre côté du corps, et qui se montre souvent en croix : c'est-à-dire le bras droit, la jambe gauche, etc.

Accumulation d'eau dans la bouche, et salivation.

Parole indistincte ou plus précipitée qu'on ne voudrait, bégayement.

Chatouillement dans la gorge, sécheresse partielle ou générale dans la gorge.

Besoin d'avaler et sensation comme s'il y avait une tumeur, un morceau ou un tampon dans la gorge.

Sensation de rétrécissement, de strangulation et de constriction dans la gorge.

Gorge comme raide et paralysée, avec horreur des boissons, qui sortent par les narines.

Le contact extérieur ou l'attouchement augmentent le mal de gorge.

Accumulation de mucosités tenaces dans la gorge.

Maux de gorge alternants, avec obturation du nez ou avec souffrances en parlant.

Inquiétude qui porte à chercher le grand air.

Accablement moral et mélancolie, avec appréhension, inquiétude sur sa maladie; disposé au chagrin, au désespoir.

Loquacité frénétique; idée qui passe rapidement.

On trouvera dans la pathogénésie de ce remède,

donnée par l'infatigable docteur Herring, d'autres symptômes qui pourraient se produire sur un hydrophobe, mais il serait trop long de les rapporter ici.

CONCLUSION.

Avec le présent manuel on se pourvoira d'une boîte dans laquelle seront placés six petits flacons bien bouchés, contenant :

N° 1 Belladone teinture, 24e dilution.
   2° Jusquiame   id.   12e   id.
   3° Stramonium   id.   9e   id.
   4° Cantharides   id.   30e   id.
   5° Lachésis   id.   30e   id.
   6° Sabadilla   id.   12e   id.

Dès que les premiers accès de la maladie se déclareront, on choisira celle de ces substances dont le tableau des symptômes ressemble le plus à ceux qu'on aura observés.

On fera tomber une goutte de cette liqueur sur un morceau de sucre qu'on mettra dans la bouche du malade.

Il est probable que la guérison ne se fera pas attendre, si le choix est bien fait et si les symptômes caractéristiques, page 20, s'y trouvent.

Aussitôt qu'on aura été mordu, on pourra employer les moyens prophylactiques énoncés page 15.

ÉPILEPSIE.

Il y a, comme nous l'avons dit, analogie entre la rage et l'épilepsie idiopathique, et après la mort on ne trouve dans l'une comme dans l'autre aucune trace d'altération ; et lors même qu'on trouve quelques lésions dans les viscères, il est bien difficile de concevoir qu'elles aient pu jamais occasionner tant de graves accidents. Le cadavre de l'épileptique tombe aussi tôt en putréfaction que celui de l'hydrophobe.

Quoique l'épilepsie présente des variétés nombreuses, par la force des accès, le nombre et l'intensité des symptômes, il y en a cependant parmi eux qui ressemblent à ceux de l'hydrophobie, surtout relativement aux fonctions mentales, aux cris, aux convulsions, à la respiration, aux érections, aux spermatorrhées, à l'alternative de calme et de convulsions, à la salive gluante et écumeuse, ainsi qu'au pouls, etc.

Si la bienfaisante nature offre quelques cas de guérison spontanée de l'épilepsie, bien plus souvent encore elle finit par une mort plus lente, il est vrai, mais aussi cruelle que celle des enragés.

On n'avait guère plus trouvé jusqu'ici de moyens de guérir l'épilepsie que la médecine rationnelle et conjecturale n'en avait trouvé pour la rage. Cependant je pourrais citer dans ma pratique plus de trente cas de guérison, qui ont valu peut-être à la propagation de l'homœopathie le plus de succès, se rapportant à des épileptiques pour lesquels on avait tout essayé sans fruit.

La publication de ces guérisons pourrait, selon l'usage, les faire regarder comme apocryphes et non avenues, mais je me bornerai à en rapporter deux seulement dont les documents autenthiques et irréfragables, ne pouvant être démentis même par la plus insigne malveillance, prouveront que les guérisons dont la doctrine de Hahnemann se vante promettent à l'humanité l'accomplissement de ses vœux.

1° *Lettre du D*^r *F., timbrée du 17 septembre 1839.*

« Monsieur, très honoré confrère. — Je ne sais si
« vous vous rappelez qu'en 1837 j'eus l'honneur
« de vous écrire pour me mettre en rapport avec
« vous et vous consulter sur une affection épilepti-
« que qui me tourmentait depuis huit années : vous
« eûtes l'extrême obligeance de me donner votre
« avis, puis vous me conseillâtes de prendre diverses
« substances dont j'ai fait usage selon l'ordre indiqué
« par vous. J'ai observé le régime avec scrupule.
« Vous apprendrez sans doute avec plaisir que depuis
« ce temps, c'est-à-dire *deux mois* après vos conseils,
« les crises n'ont plus reparu : il y a donc un peu
« plus de *deux ans* que je n'en ai point ressenti. Que
« de fois je vous ai béni, mon cher confrère, etc.! Je
« n'avais que très peu d'espoir dans la guérison ; car
« j'avais bien, antérieurement à l'époque où je vous

« écrivis , pris à peu près les substances qui parais-
« saient indiquées pour mon cas, mais sans succès :
« c'étaient les mêmes que vous m'avez indiquées
« dans votre lettre du 20 mai 1837. Je n'avais observé
« ni l'ordre ni la manière que vous m'avez indiqués :
« j'attribue donc ma guérison au traitement bien
« raisonné et prescrit par vous. Je crois fermement
« être délivré de cette triste maladie, qui me donnait
« tant d'inquiétude.

« Maintenant . . . . »

« *Signé* : Dr F..... »

2° Marie Blanchard , pupille de la maison de la
Charité de notre ville , demeurant depuis son en-
fance, comme ouvrière, chez Mad. Juselhme, rue de
Fleurieu , 2 , âgée de 28 ans, se présenta à l'hospice
le 29 janvier 1840 , avec un certificat du docteur
Randot , qui déclare qu'elle était atteinte d'une maladie grave, caractérisée par des crises irrégulières
avec *symptômes épileptiques*, suite d'une éruption
variolique, accompagnée de congestion cérébrale, qui
depuis dix-huit mois a résisté à ses soins, et qui a
besoin d'autres traitements actifs et suivis.

Ce certificat est accompagné de celui du docteur
Nichet, chirurgien-major de la Charité, qui donne
son avis *qu'il est urgent d'admettre Marie Blanchard
dans une infirmerie , pour y être traitée de la maladie
grave dont elle est affectée.* Elle demande que l'Administration veuille prendre en considération le misérable état de sa santé , attesté par les certificats du

médecin, par celui du curé de la paroisse et par une enquête des personnes notables du voisinage.

L'Administration, dans l'impossibilité de faire droit à cette demande, prie le Maire de la ville pour qu'il veuille la faire recevoir à l'hospice de l'Antiquaille. Celui-ci répond que le Conseil d'Administration n'admet les épileptiques qu'autant qu'ils sont pris d'aliénation mentale, et que le cas actuel exigeait un ordre de l'Administration départementale. Celle-ci à son tour répond qu'elle ne peut pas accueillir la demande de l'épileptique, parce qu'elle se trouve exclue de ce bénéfice par la loi du 30 juin 1838 sur cet objet, mais qu'elle regrette de ne pouvoir accéder aux vœux des Administrateurs des Hôpitaux civils, d'autant plus que le sujet en question paraissait mériter d'être admis à tous égards, etc.

Dans le moment qu'on recevait en plein Conseil le refus de M. le Préfet, celui de M. le Maire et celui de l'Administration de l'hospice de l'Antiquaille, on vient remettre à l'un des membres du Conseil une lettre de M. Matan, curé de la commune de Millery, con-
« çue en ces termes : « Je viens vous donner des nou-
« velles de notre petit épileptique, pour lequel vous
« avez mis un si généreux intérêt. Les remèdes en-
« voyés ont été administrés ; l'ordonnance a été scru-
« puleusement suivie, elle a eu un véritable succès :
« les crises, qui auparavant étaient pour ainsi dire
« continuelles, ont presque entièrement cessé ; le
« petit garçon avait la parole extrêmement gê-
« née , aujourd'hui il parle avec facilité, en sorte

« que l'on peut dire sans exagération qu'il y a dans
« la position du malade un changement bien pro-
« noncé. Veuillez témoigner au respectable M. Des
« Guidi la reconnaissance que nous lui devons :
« on peut bien l'appeler le sauveur de ce mal-
« heureux enfant, que nous avons tous vu dans un
« état si fâcheux. Dimanche dernier, ce pauvre petit,
« accompagné de sa mère, est allé se promener dans
« notre église, au pied de l'autel de la Ste Vierge,
« pour remercier Dieu de sa guérison et prier pour
« ses bienfaiteurs. Je pense bien qu'il ne vous a
« pas oublié, car vous avez bien des droits à sa
« reconnaissance, etc. »

M. l'administrateur J. fit la lecture de cette lettre
à haute voix, et le Conseil décida unanimement
que Marie Blanchard serait confiée à mes soins.

Voici la lettre que l'Administration m'adressa le
14 février 1840 :

« Hier, dans l'après-midi, M. Delahante, M. Vic-
« tor Arnaud et moi, nous nous sommes présentés
« chez vous. N'ayant pas eu l'avantage de vous ren-
« contrer, je viens aujourd'hui vous faire connaître
« le but de notre démarche. Nous venions, Monsieur,
« vous prier, de la part de l'Administration des Hôpi-
« taux, de vouloir bien accorder vos soins à une
« pauvre fille, enfant de notre hospice, qui est atteinte
« d'épilepsie, et qui, par l'aggravation de la maladie,
« est menacée de perdre tout moyen d'existence. »

« Marie Blanchard (est son nom) est âgée de 28
« ans : elle est placée comme ouvrière en soie chez

« de fort braves gens , qui ont beaucoup d'affection
« pour elle ; mais les crises de la maladie devenant
« plus fréquentes et plus graves, ils ne peuvent plus
« en supporter le spectacle, et bien à regret ils ne
« peuvent plus la garder chez eux. Ils se sont adres-
« sés à M. le Président de notre Administration ,
« qui a demandé à M. le Maire , etc. .   .   . . .

« Témoin des cures admirables que vous obtenez
« par la médecine homœopathique, et connaissant le
« zèle charitable et désintéressé que vous mettez à
« secourir l'humanité souffrante, nous avons proposé
« que l'on confiât cette intéressante malade à vos
« soins. L'Administration s'est empressée d'accueillir
« notre demande, et elle a désigné les trois membres
« qui se sont présentés , etc. .   .   .   .

« *Signé :* Jurie , *administrateur des Hospices.* »

A la date du 5 janvier 1842, j'adressai à M. le Président des Hospices de Lyon cette lettre :

« Monsieur le Président,

« Ignorant si vous avez eu connaissance de la gué-
« rison de Marie Blanchard , épileptique , recom-
« mandée à mes soins en février 1840 par les admi-
« nistrateurs de vos hôpitaux , je me fais un devoir
« de vous faire part de la satisfaction que j'ai éprou-
« vée d'avoir pu délivrer cette infortunée de la
« cruelle maladie qui avait résisté à tous les moyens
« employés jusqu'alors. Depuis longtemps déjà elle
« n'en a plus ressenti les atteintes, et maintenant elle
« est aussi bien que possible.

« Je profite en même temps de cette occasion pour
« vous prier, M. le Président, d'exprimer à l'Admi-
« nistration les sentiments de ma reconnaissance,
« de ce qu'elle a bien voulu m'associer à son œuvre
« charitable, et pour lui faire agréer les offres de mes
« services toutes les fois qu'elle croira que l'huma-
« nité souffrante peut avantageusement profiter de
« mes faibles moyens dans l'art de guérir, etc. »

Finalement, voici la réponse de M. le Président des
Hospices à ma précédente lettre :

« Lyon , 22 janvier 1842.

« Monsieur,

« J'ai reçu la lettre que vous m'avez fait l'honneur
« de m'écrire le 5 du présent mois, et j'en ai donné
« communication au Conseil général des Hospices. Il
« a appris avec la plus grande satisfaction le succès
« que vous avez bien voulu m'annoncer au sujet de
« la fille Marie Blanchard, qui était depuis longtemps
« tourmentée par de fréquentes attaques d'épilep-
« sie. Quelques-uns de Messieurs les administra-
« teurs ont eux-mêmes vu cette fille ; ils l'ont trouvée
« en bon état de santé, et dans la persuasion qu'elle
« était guérie. La femme avec qui elle demeure a
« rendu le même témoignage, etc. . . . . . .

« Signé : *le Président des Hospices,*

« DELAHANTE. »